LETTRE
DE MONSIEUR LE DOCTEUR
BUTINI,
A MONSIEUR
CHARLES BONNET,
SUR LA CAUSE DE LA
NON-PULSATION
DES VEINES

21. Juin 1760.

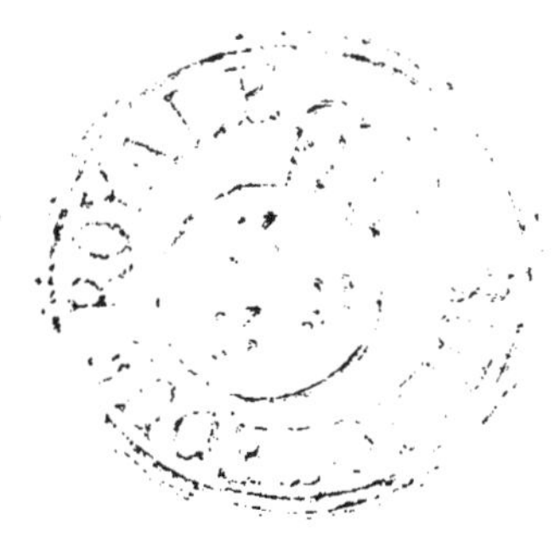

Ous me demandés, mon très cher ami, l'explication de la non-pulſation des veines. Vôtre amitié m'eſt trop précieuſe, pour que j'aye quelque choſe à lui refuſer. Si je ne puis réüſſir à vous ſatisfaire parfaitement ſur cet article, vous me tiendrés du moins compte de mes efforts, & par là je ſerai ſuffiſamment dédommagé de quelques heures de réflexion ſur cette matiére, d'ailleurs intéreſſante par elle même.

La méthode analytique eſt je penſe la ſeule voye de procéder, dans un ſujet de la nature de celui-ci. En commençant par ce qu'il y a de connu dans une queſtion, pour paſſer enſuite à ce qui l'eſt moins, on eſt plus à l'abri des écueils, contre leſquels l'eſprit ſyſtématique, plus hardi dans ſa marche, donne aiſément, dans la méthode ſynthétique.

Si l'on en excepte quelques cas de maladies ſinguliéres, dont il n'eſt point queſtion ici, & quelques mouvemens irréguliers des veines caves, qui dépendent du voiſinage du cœur, & ſouvent de la douleur & des ſpaſmes qu'éprouvent des animaux auxquels on ouvre le thorax ; il eſt certain que les veines en général n'ont aucune pulſation.

Les veines n'ont point de pulſation, parce que leurs parois ſont toujours également preſſées, & dans la ſyſtole & dans la diaſtole du cœur, par le ſang qu'elles contiennent.

L'égalité de la preſſion latérale du ſang dans les veines vient de deux cauſes, la premiére de ce que le ſang dans les veines caves ne trouve pas plus de réſiſtance du côté du cœur dans la ſyſtole que dans la diaſtole; la ſeconde de ce que le ſang qui coule dans les derniéres artérioles, y coule avec la même force dans la ſyſtole & dans la diaſtole du cœur.

En effet ſoit que le fluïde qui ſuit, aborde alternativement avec plus & moins de force, tandis que celui qui précéde ſe meut uniformement ; ſoit que le fluïde qui précéde, fuye alternativement avec plus & moins de de force, tandis que celui qui le ſuit ſe meut avec une force uniforme; l'effet ſera toujours le même, & il y aura une diminution & une augmentation alternatives dans la preſſion latérale, & conſéquemment une pulſation dans le vaiſſeau.

La premiére cauſe de la non-pulſation des veines, eſt donc l'action de l'oreillette droite. Sans elle, lorſque le cœur eſt en ſyſtole, le ſang veineux trouveroit une réſiſtance du côté du cœur, qui retarderoit ſon mouvement progreſſif & qui dilateroit les veines. Et lorſque le cœur eſt en diaſtole, la réſiſtance diminuant du côté du cœur, le ſang veineux y couleroit plus rapidement & les veines ſe contracteroient. Mais au moyen de l'oreillette droite, le ſang veineux trouvant toujours à ſe dégorger à peu près auſſi librement, tantôt dans le ventricule droit & tantôt dans ſon oreillette, l'égalité de la preſſion latérale ne dépend plus, que de l'uniformité de la force du ſang dans les derniéres artérioles, pendant la ſyſtole & la diaſtole du cœur. Il faut à préſent en chercher la cauſe.

Pour que le ſang ſe meuve uniformement dans les derniéres artérioles, il faut que les

les deux forces qui le chassent alternativement & dans la systole & dans la diastole du cœur, se trouvent opérer sur lui le même effet dans les dernieres artérioles. C'est-à-dire qu'il faut, que la systole du cœur & la systole des artéres, donnent la même force au sang dans cet endroit. Alors le même fluïde poussé au travers des mêmes calibres, par des forces alternatives mais égales, & rencontrant devant lui une même résistance, se mouvra toujours avec la même vitesse.

Cet équilibre entre les forces du cœur dans les derniéres artérioles pendant sa systole, & les forces de la systole de la totalité des artéres dans le même endroit, dépend de deux causes. La premiére est l'élasticité des artéres, qui est si complette qu'elles se rétablissent & se resserrent, avec autant de force qu'il en a fallu pour les dilater. La seconde est la grande résistance que trouve le sang, à passer dans les derniéres artérioles.

Il est aisé en effet de concevoir, que si le sang passoit avec une liberté extrême dans les derniéres artérioles; le sang que chasse le cœur pendant sa systole, ne trouvant aucune résistance à son mouvement progressif, ne reflueroit point sur les parois des artéres

avec

avec force, & ne les dilateroit point; la pression latérale seroit presque nulle. Les artéres quoiqu'élastiques, demeureroient toujours dans leur état de plus grande contraction, sans avoir ni diastole ni systole.

Mais si le cœur trouve beaucoup de difficulté, à faire passer le sang au travers des artérioles, comme il en trouve en effet beaucoup; le mouvement progressif du sang étant fort gêné, sa pression latérale devenant très grande, le cœur agira avec une force presqu'égale à sa force totale sur les parois des artéres; les artéres dilatées par une force presqu'égale à la force totale du cœur, se contracteront ensuite avec la même force qui les avoit dilatées, vû leur parfaite élasticité, & puisque cette force est sensiblement égale à la force totale du cœur, elle imprimera au sang dans les derniéres artérioles la même force que lui imprimoit la contraction du cœur même; il s'y mouvra donc uniformement, & dans la systole du cœur & dans la systole des artéres.

Vous connoissés le fameux Théorême de Mr. Dan. Bernoulli sur la mesure de la pression laterale. Je puis m'en servir ici pour me faire mieux entendre.

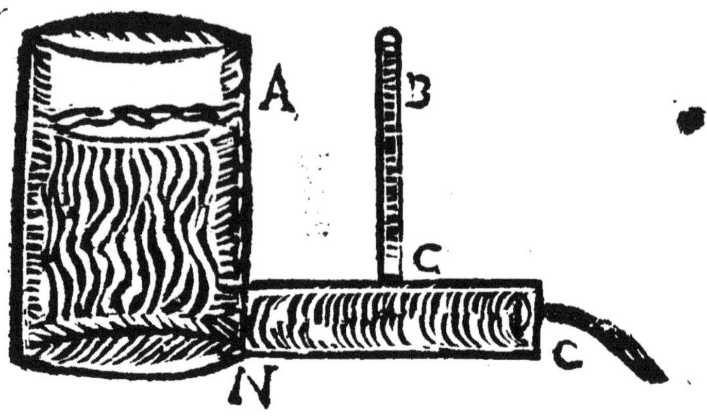

Qu'au bas d'un réservoir où la hauteur de l'eau est AN, on ajuste un tube NO, dont l'immissaire soit N & l'émissaire soit O. Qu'à ce tube on ajuste un tube vertical BC. L'eau qui y monte désignera par sa hauteur la force de la pression laterale que fait le fluïde qui coule par NO sur le parvis de ce tube. Si l'emissaire O est beaucoup plus petit que l'immissaire N, il est démontré que la pression latérale deviendra presque égale à la force totale représentée per AN. Ainsi le fluïde montera dans le tube latéral qui exprime la pression latérale, à la hauteur CB sensiblement égale à AN. Si à présent l'on conçoit que l'on bouche subitement l'immissaire N, la force totale cessera entiérement, il n'y aura plus que la colomne BC représentant la pression latérale qui agisse, mais cet-

te

te colomne eſt ſenſiblement égale à la hauteur AN qui repréſente la force totale, donc elle aura la même force & la viteſſe du fluïde ſe conſervera la même dans l'émiſſaire O. Au lieu de la colomne BC, qui perdroit de ſa force par ſa diminution en deſcendant dans le tube, qu'on ſuppoſe un poids preſque équivalent, poſé ſur un piſton dans le tube latéral, il eſt clair que ſi l'on ouvre & que l'on ferme alternativement l'immiſſaire N, le poids exprimant la preſſion latérale montant & deſcendant dans le tube, ſuivant que l'immiſſaire le trouvera ouvert ou fermé, & preſſant le fluïde contenu dans le tube NO avec une force ſenſiblement égale à la force totale, le fluïde paſſera ſans intermiſſion par l'émiſſaire O, & toujours avec une force une viteſſe & une quantité égales, ſoit qu'il ſoit pouſſé par la force totale AN, ou par la preſſion latérale BC. Qu'on conçoive maintenant que AN repréſente la force du cœur, N l'orifice de l'aorte, BC la force élaſtique des artéres, O le paſſage effectif par les arterioles, & l'on aura une repréſentation exacte de ce qui ſe paſſe dans la circulation artérielle.

La ſuppoſition que la force avec laquelle les artéres ſe contractent dans leur ſyſtole, eſt ſenſiblement auſſi grande que celle avec laquelle elles ont été dilatées par la force du cœur dans leur diaſtole, n'eſt point conteſtée. L'on diſpute ſeulement ſur la nature de cette force, que l'on fait ou ſimplement élaſtique, ou élaſtique & muſculaire ; queſtion inutile ici, puiſque l'on s'y borne à examiner les effets de cette force.

La difficulté que rencontre le ſang au paſſage des derniéres artérioles, aſſez grande pour rendre ſenſiblement égales la force totale du cœur & ſa preſſion latérale, comme nous l'avons ſuppoſée, a beſoin de preuves qu'il faut à préſent donner. Nous ne nous arrêterons point aux conjectures ſur le calibre des derniéres artérioles, ſur leur nombre, ſur la multiplication des points de contact entre le ſang & les vaiſſeaux, ſur le frottement qui en eſt la ſuite, ſur la viſcoſité du ſang, ſur la réſiſtance des muſcles & des autres parties qui peuvent rallentir le cours du ſang dans les derniéres artérioles. Nous choiſirons des preuves fondées ſur des faits & ſur des obſervations.

On ſait par les expériences de Mr. Hales, que ſi l'on pouſſe avec une force déterminée de l'eau dans l'artére méſentérique ſupérieu-

re,

re, il ne passe par les derniers rameaux de cette artére, quand on les a tous coupés transversalement, que la vingtiéme partie de l'eau qui passe dans le même tems au travers du tronc, quand on le coupe pour y laisser passer l'eau avec toute sa force. Ce qui fixe selon les principes de Mr. Dan. Bernoulli, trop connus pour être repetés ici, la difference de la pression latérale du sang sur le tronc de l'artére mésentérique supérieure à la force totale du sang dans ce même endroit, à une quatre-centiéme partie de la force totale. On doit convenir que la viscosité du sang, plus grande que celle de l'eau, doit rendre cette difference de la pression latérale à la force totale encore plus petite. A quoi il faut aussi ajouter, que les rameaux de l'artére mésentérique, sont encore plus aisément perméables que ceux de plusieurs autres artérioles, & particuliérement de celles qui se distribuent aux parties musculaires. La pression latérale est donc en général, presque aussi grande que la force totale, dans les vaisseaux artériels. Le sang poussé par la contraction des artéres dans les artérioles, y est donc poussé par une force sensiblement égale à celle du cœur. C'est ce que fait aussi comprendre l'observation suivante.

Mr. Hales nous apprend encore dans ſa 2me Expérience d'Hæmaſtatique, qu'ayant inſéré un tube vertical dans l'artére crurale d'un cheval, le ſang qui y étoit élevé à la hauteur de 116 pouces dans la ſyſtole du cœur, ne baiſſoit que d'un pouce pendant ſa diaſtole. La différence de la force du ſang pouſſé par le cœur, à la force du ſang pouſſé par la ſyſtole artérielle, n'étoit donc déja dans cet endroit que d'une cent-ſeiziéme partie. Or la ſyſtole de toutes les parties des artéres compriſes depuis la crurale juſques au pied, augmentant la force du ſang des derniéres artérioles dans la ſyſtole artérielle, on conçoit aiſément que la différence du mouvement du ſang dans la ſyſtole du cœur & dans la ſyſtole des artéres, doit toujours diminuer, quand on approche davantage des derniéres artérioles, & s'évanouïr enfin dans ces derniers vaiſſeaux.

Le Méchaniſme de l'oreillette droite du cœur, la grande force élaſtique ou muſculaire des artéres, la difficulté que trouve le ſang à traverſer les derniéres artérioles, fondée ſur ſa viſcoſité & ſur le grand nombre des ſurfaces auxquelles la diviſion des vaiſſeaux l'oblige de s'appliquer, fourniſſent ainſi trois principes, qui combinés enſemble donnent

donnent la ſolution du Problême de la non-pulſation des veines, comme l'on vient de le voir.

Il eſt important de faire remarquer ici, que le point où les artérioles ceſſent de battre, & où le ſang commence à ſe mouvoir uniformement dans la ſyſtole & dans la diaſtole du cœur, n'eſt point ſi déterminé qu'il ne puiſſe varier, en s'approchant ou en s'éloignant plus ou moins du cœur.

Si la force du cœur augmente, comme il arrive dans les exercices violens & dans les fiévres, le cœur communiquant preſque toute ſa force à la totalité des artéres, en les diſtendant par une preſſion latérale preſque égale à ſa force totale, les diſtendra toujours juſques à ce que la force de leur diſtenſion ſoit preſqu'en équilibre avec la force totale du cœur. L'ampliation artérielle augmentera donc en proportion de la force du cœur, & elle augmentera en tout ſens comme les forces des fluïdes, puiſque c'eſt le ſang qui eſt le diſtributeur de cette force. Le ſyſtême artériel entier ſe dilatera davantage en largeur ſelon les diamétres des artéres, & en longueur ſelon leur axe. Les limites de la pulſation ſeront plus reculées qu'auparavant. Par les raiſons oppoſées, on conçoit aiſément que quand la force du cœur diminue, l'élévation du pouls ou de l'ampliation artérielle, & ſon étendue ſelon l'axe des artéres, doivent diminuer néceſſairement.

Dans l'état naturel on ne ſauroit non plus aſſigner au juſte les limites préciſes de la pulſation artérielle; ce n'eſt que pour la commodité de l'expreſſion, qu'on s'eſt ſervi juſques ici du terme de derniéres artérioles, qui doit être reſtreint aux derniéres artérioles qui ont une pulſation; ce ſont les ſeules qu'on ait voulu déſigner. Les derniéres artérioles qui ont une pulſation, ſont celles dont la dilatation & la diſtenſion achévent pour ainſi dire d'abſorber toute la force que la contraction du cœur peut communiquer aux artéres, & qui complétent ainſi l'équilibre preſque parfait qui doit ſe trouver entre la diſtenſion de la totalité des artéres & la force totale du cœur. Il peut donc y avoir au delà des artéres qui ont une pulſation, quelques ordres encore d'artéres qui n'en ont aucune, au moins dans l'état naturel.

J'ajouterai ici quelques remarques ſur l'article de la Phyſiologie de Monſieur de HAL-

LER qui traite de la non-pulſation des veines. T. 2. p. 352.

L'opinion de Mr. de Sauvages, que Monſieur de HALLER préſente ici avec tant de netteté, paroit au premier coup d'œil ſi facile à ſaiſir, qu'elle entraine aiſément, à moins qu'on ne ſoit bien accoutumé à ſe défier de tout & à analyſer tout.

La viteſſe du ſang dans les artéres, dit Mr. de Sauvages, augmente continuellement en s'éloignant du cœur, pendant la ſyſtole des artéres; au contraire cette viteſſe diminue continuellement pendant leur diaſtole, la différence de ces deux viteſſes diminue donc continuellement en s'éloignant du cœur; il ſe trouvera donc un point où cette différence s'évanouït, & c'eſt dans ce point où la viteſſe du ſang commencera à être la même, & dans la ſyſtole & dans la diaſtole des artéres.

D'abord cette ſolution eſt imparfaite, en ce qu'il ne ſuffit point d'avoir établi l'uniformité de la viteſſe du ſang dans les derniéres artérioles, pour conclurre ſolidement la non-pulſation des veines. Il faut encore lui joindre le concours de l'opération de l'oreill'oreillette droite, ſans laquelle malgré l'uniformité de viteſſe dans les artérioles, il y auroit comme nous l'avons déja vû, un battement veineux. C'eſt auſſi je penſe dans l'inaction de l'oreillette droite, qu'il faut chercher la cauſe du pouls veineux, qui a été obſervé quelquefois.

Quand on approfondit enſuite le principe de Mr. de Sauvages & qu'on le décompoſe, il ſemble qu'inſiſtant ſur ce que l'on ſavoit déja, il laiſſe ſans ſolution ce qui faiſoit l'objet principal du Problême. On ſavoit en effet que la viteſſe du ſang doit être uniforme dans les artérioles, pour la non-pulſation des veines. On ſavoit encore que dans la diaſtole des artéres, la viteſſe du ſang diminue depuis l'aorte juſqu'aux artérioles. On n'ignoroit point que dans les premiers rameaux de l'aorte, la viteſſe du ſang dans la ſyſtole des artéres alloit au contraire en augmentant en s'éloignant du cœur; & l'on comprenoit aſſez que cette viteſſe devoit enfin parvenir à être égale dans les derniéres artérioles, à celle qu'y avoit produit la contraction du cœur dans la diaſtole artérielle, puiſque l'on ſavoit que ces deux viteſſes ſont réellement égales dans cet endroit. Ce qu'il falloit expliquer c'étoit

toit pourquoi ces deux viteſſes du ſang dans la diaſtole & dans la ſyſtole, parviennent à être égales ſeulement dans les artérioles, au lieu de s'atteindre déja dans les troncs artériels & beaucoup plutôt qu'elles ne le font. C'eſt ce que Mr. de Sauvages n'explique point, il ſe borne à prouver que les viteſſes du ſang deviennent une fois égales, ſans déterminer où cela doit ſe faire, ce qui eſt pourtant le principal objet de la queſtion.

De plus le principe de Mr. de Sauvages n'eſt, à le prendre dans toute l'étendue qu'il lui donne, qu'un pur Paralogiſme. En effet il eſt des cas, où une viteſſe décroiſſante & une viteſſe augmentante ne ſe rencontreront point, & ne parviendront pas à être égales; lors par exemple que la viteſſe augmentante ne peut augmenter que juſques à un certain point limité, qui ſe trouve inférieur au plus petit degré de viteſſe de la viteſſe décroiſſante.

J'en donnerai aiſément un exemple dans la queſtion préſente, ſi l'on me permet de n'y point faire entrer la grande réſiſtance qu'éprouve le ſang dans les derniéres artérioles, & de la ſuppoſer plus petite qu'elle ne l'eſt en effet. Mr. de Sauvages ne faiſant point entrer cette résistance dans sa solution, laisse par là la liberté de la supposer telle que l'on voudra, dans l'application de son principe.

Supposons que le ventricule gauche exprime à chaque contraction deux onces ou seize dragmes de sang, que le passage soit assez facile dans les derniéres artérioles pour qu'il y en puisse passer pendant la diastole des artéres douze dragmes, l'ampliation artérielle n'en retiendra que quatre dragmes, qui passeront dans les dernieres artérioles durant la systole des artéres. Supposons à présent avec Mr. de Sauvages, que la durée de la systole & de la diastole sont égales; il est clair qu'alors quatre dragmes de sang traverseront les artérioles, dans le même tems que douze dragmes, & que par conséquent dans ces suppositions, la vitesse du sang dans la systole des artéres, quoique toujours augmentée depuis l'aorte jusqu'aux artérioles, ne parviendra pourtant qu'a être le tiers de la vitesse du sang dans les mêmes artérioles pendant la diastole des artéres. Voila donc un cas où une vitesse toujours augmentante n'atteindra point une vitesse toujours décroissante. Le principe de Mr. de Sauvages est donc faux dans la génréanéralité. Il ne ſauroit par conſéquent fournir une bonne ſolution du Problême de la non-pulſation des veines. La réſiſtance dans les artérioles, eſt un principe fondamental de cette ſolution, dont on ne peut point ſe paſſer.

Enfin Mr. de Sauvages ne peut établir la premiére ſuppoſition de laquelle il part, ſavoir que la viteſſe du ſang artériel dans la ſyſtole des artéres, va toujours en augmentant depuis l'aorte juſqu'aux artérioles, que ſur deux faits anatomiques. Le premier, que dans chaque ſection artérielle l'ampliation de la diaſtole eſt exactement égale, ſoit dans les troncs ſoit dans les rameaux d'ordres correſpondans pris enſemble. Le ſecond, que la ſomme des calibres des rameaux artériels, eſt plus grande que la ſomme des calibres des rameaux d'ordre ſupérieur ou des troncs, dans une proportion moindre que celle de leur diſtance du cœur.

J'accorderai volontiers le premier de ces principes qui n'eſt peut-être pas généralement reçû; mais le dernier ne me paroit rien moins que bien démontré. Ayant cherché moi-même une proportion réguliére dans l'accroiſſement des ſections du canal artériel, pendant que je travaillois ſur la circulation du ſang en 1745; après bien des lmeſures priſes, je fus obligé d'abandonner 'eſpérance de découvrir une proportion réguliére, ayant trouvé que la capacité du canal artériel s'accroit irréguliérement, d'abord moins puis enſuite plus, qu'en raiſon des diſtances du cœur; ce qui m'obligea de conclurre, que la viteſſe du ſang dans la ſyſtole des artéres, croiſſoit dans les grands troncs, mais qu'enſuite elle décroiſſoit dans les rameaux plus éloignés du cœur, tout comme dans la diaſtole. En effet cela doit être ainſi, s'il y a une proportion conſtante des branches aux troncs; parceque les intervalles qui ſe trouvent entre les divers ordres de vaiſſeaux, deviennent plus petits à meſure que l'on s'éloigne du cœur, les bifurcations devenant alors plus fréquentes. Il n'eſt donc point probable que les ſections du canal artériel, s'accroiſſent dans une proportion moindre que celle de leur diſtance du cœur. Par conſéquent quelle certitude peut-on accorder à un principe, dont la ſolidité repoſe ſur des ſuppoſitions anatomiques qui ſont extrêmement douteuſes & peut-être fauſſes?

Je ſais que Monſieur de HALLER a vû les rameaux plus petits en proportion des troncs,

troncs, dans les derniers ordres d'artéres, chez les animaux à ſang froid; & qu'il a vû auſſi dans les artéres qui forment le réſeau artériel, les branches égales chacune au tronc duquel elles partent; mais je n'oſe conclurre de ce qui s'obſerve chez les animaux à ſang froid, à ce qui ſe trouve chez l'homme; la ſtructure des vaiſſeaux & leur diſtribution peuvent être très différentes. Si j'avois à tirer une concluſion de ces obſervations, ce ſeroit ſeulement qu'on ne peut aſſigner au juſte la proportion des ſections du canal artériel, dans les petits rameaux & ſur tout dans les dernieres artérioles, & qu'il ne faut point prendre cette proportion pour baſe d'une Théorie ſolide.

La ſolution que j'ai donnée du Problême de la non-pulſation des veines, n'ayant point les défauts qui ſe trouvent dans celle de Mr. de Sauvages, & ne découlant que de principes ſolides & bien démontrés, elle me paroit à tous égards préférable.

Je l'avois déja donnée en 1746, dans ma diſſertation ſur la circulation du ſang pag. 14, & dans un auſſi grand détail que pouvoit le permettre la petiteſſe de l'ouvrage. Mr. de Sauvages n'eſt donc pas le prémier qui ait travaillé à la ſolution de ce Problême intéreſſant; ſa diſſertation *de Pulſu & circulatione* n'ayant paru qu'en 1752, & ſes obſervations ſur la non-pulſation, imprimées dans les *Nov. Act. Nat. Curioſ.* T. I. étant de 1754. Pourrois-je être ſurpris que cette ſolution, donnée par un Ecolier de vingt-deux ans, dans une petite brochure, ait échapé à l'attention & à la lecture immenſe de Monſieur de HALLER?

Me ſeroit-il permis de répondre à préſent à quelques objections, que fait le célébre Monſieur de HALLER contre l'explication de Mr. de Sauvages; autant qu'elles portent auſſi contre celle que j'ai donnée?

Monſieur de HALLER objecte la nonpulſation des veines, dans les animaux chez leſquels la plupart des artéres n'ont ni ſyſtole ni diaſtole. On peut répondre deux choſes à cette difficulté; l'une qu'il ſuffit que le petit nombre d'artéres qui ſe dilatent près du cœur dans ces animaux puiſſent contenir dans leur ampliation la portion du ſang qui doit couler par les artéres ſuivantes pendant la diaſtole du cœur, pour que l'uniformité du mouvement du ſang ſubſiſte dans les artéres ſuivantes; l'autre qu'il ne faut point conclurre trop aiſément de ce qu'on n'apperçoit pas à l'œil, même armé d'un verre, la pulſation d'une artére, qu'elle n'en a aucune. J'en ai une preuve de fait dans l'obſervation que j'ai donnée pag. 17. §. 71. de ma diſſertation. L'on y voit que la dilatation de l'artére crurale d'un chien, qui frappoit cependant le doigt avec la force ordinaire du pouls dans l'homme, paroiſſoit ſi petite à l'œil, que je ne pus point ni à la vüe ſimple, ni en plaçant le diamêtre de l'artére entre les pointes d'un compas, ni en cherchant à prendre la meſure de ſa circonférence avec une ſoye, aſſigner la proportion des diamêtres de l'artére dans la diaſtole & dans la ſyſtole, que je voulois déterminer. Tant la vue eſt inférieure au tact dans le diagnoſtic de la pulſation des vaiſſeaux.

Je remarquerai en paſſant que l'obſervation des animaux, dans leſquels la plupart des artéres n'ont pas de pulſation, eſt un fait qui découle naturellement de mes principes & qui les confirme. En effet puiſque la cauſe de la diaſtole artérielle, eſt la grande réſiſtance que trouve le ſang à paſſer au travers des artérioles, cette diaſtole doit

 être

être peu considérable & s'étendre à une petite distance du cœur, dans les animaux où le trajet du sang est si court & le nombre des vaisseaux si petit, que la résistance qu'il trouve dans les dernieres artéres est peu considérable, & la pression latérale conséquemment plus petite.

L'expérience faite par Mr. Floyer pour imiter le pouls, en introduisant avec force & à coups alternatifs de l'eau dans un intestin de bœuf, confirme encore mes principes. Il y avoit une pulsation dans les endroits voisins du piston, parceque la pression latérale y étoit assez grande pour produire cet effet. Plus loin cette pulsation cessoit, parceque la pression latérale étoit très foible, à cause de la grande liberté avec laquelle l'eau s'écouloit par l'extrêmité du boyau. Il n'est point étonnant que l'écoulement à l'extrêmité du boyau fut continuel, quoique l'injection fut alternative; on en trouvera la raison, premiérement dans la contraction de la partie du boyau qui avoit une pulsation; mais sur tout dans le poids & dans la grande fluïdité de l'eau, qui devoient dans un long tube rendre l'écoulement continuel.

Le

Le poids de l'eau empêche auſſi qu'on ne puiſſe tirer contre notre Théorie, aucune conſéquence de l'expérience faite en injectant à coups alternatifs de l'eau dans une éponge.

Dans l'expérience faite avec l'artêre méſentérique, le poids & la fluïdité de l'eau peuvent influer de même conſidérablement ſur le réſultat, tout comme la diſtenſion & la contraction des artéres même après la mort.

Les faits que raſſemble Monſieur de HALLER, pour prouver que plus la force du cœur augmente, & plus les pulſations artérielles s'étendent loin, ſont des preuves de ma Théorie dont j'ai fait uſage ci deſſus.

Monſieur de HALLER penſe, que ce qui fait ceſſer les pulſations des vaiſſeaux à une certaine diſtance du cœur, c'eſt que la différence de la viteſſe de l'onde du ſang qui ſuit, ſur la viteſſe de l'onde qui précéde, s'évanouit. Il ſuffit, dit-il, pour détruire cette différence, que les ondes les plus voiſines du cœur, perdent beaucoup de leur viteſſe, & que les plus éloignées en perdent moins. Il fait voir enſuite, qu'à l'origine des veines ou peu avant, le paſſage du ſang devient beaucoup plus facile, &

& qu'il éprouve moins de résistance en traversant ses vaisseaux. Qu'on divise, dit-il, l'onde qui s'étend depuis le cœur jusqu'au doigt, en dix régions. Dans la portion la plus voisine du cœur & la premiére, l'onde sera beaucoup plus vite que celle qui la précéde, qui a trouvé différentes résistances. Mais la différence de la seconde onde plus éloignée du cœur, à la vitesse de l'onde qui la précéde, est déja moindre que celle de la premiére; la différence de la troisiéme à la quatriéme onde, est encore plus petite; & en suivant cette progression, la différence de la neuviéme à la dixiéme, est la plus petite de toutes; puis cette différence s'évanouït entiérement.

Ce que dit ici Monsieur de HALLER; doit s'entendre je pense, uniquement du mouvement du sang considéré pendant la systole du cœur; & cet excès de la vitesse de l'onde du sang qui suit, sur la vitesse de l'onde du sang qui précéde, n'est autre chose que la pression latérale du sang, qui effectivement va toujours en diminuant, depuis l'aorte jusqu'aux artérioles, pendant la systole du cœur. Mais cette pression latérale a son principe, dans la résistance qu'éprouve le sang à son passage dans les artériotérioles; donc l'explication de Monſieur de HALLER eſt fondée tacitement, ſur un des principes de ma ſolution.

Cependant il n'eſt point prouvé que la preſſion latérale, quoiqu'elle aille toujours en diminuant depuis l'aorte juſqu'aux artérioles, ſoit éteinte dans cet endroit. Elle y exiſte encore, quoique diminuée, & elle continue même dans toutes les veines, en décroiſſant toujours davantage juſques aux veines caves, où elle s'évanouït enfin entiérement, comme je l'ai établi dans ma diſſertation pag. 14. §. 58.

Pour le comprendre, il faut ſeulement remarquer, que le ſang dans les troncs veineux, n'a d'autre mouvement que celui qui lui vient du ſang des plus petites veines, qui pouſſe devant lui toute la maſſe du ſang veineux; mais cette maſſe réſiſte par les frottemens quoique légers, qui ſe font ſur les parois des vaiſſeaux, & cette réſiſtance doit néceſſairement produire une preſſion latérale. Ou pour parler le langage de Monſieur de HALLER, l'onde qui ſuit va plus vite que celle qui précéde, non pas de la viteſſe actuelle, qui eſt plus petite, mais de la viteſſe potentielle ou virtuel-

virtuelle, qui eſt réellement plus grande. C'eſt par un effet de cette preſſion latérale, qu'on voit ſouvent le ſang dans la ſaignée, jaillir par l'ouverture de la veine, même ſans ligature, & ſur tout quand la force totale du cœur eſt augmentée, comme dans de violentes fiévres, la preſſion latérale devenant alors d'autant plus forte.

Il eſt pourtant vrai, que le ſeul principe de la diminution de la preſſion latérale dans les artéres, peut rendre raiſon de la ceſſation ſenſible de la pulſation, dans les derniéres artérioles. J'ai crû devoir ſuppoſer dans ma diſſertation ſur la circulation p. 6. §. 19. par des raiſons que je ne répéterai pas ici, que l'ampliation artérielle dans la diaſtole, étoit égale dans chaque ſection du canal artériel, & Mr. de Sauvages a adopté ce principe, dans la ſolution du Problême de la non-pulſation. De Pulſ. & Circul. p. 25. §. 131. & p. 28. §. 145. & 147. Il en réſulte néceſſairement, que la grandeur de la pulſation décroit continuellement avec la grandeur de l'artére, comme je l'ai fait remarquer de Circul. p. 15. §. 62. elle doit donc devenir inſenſible dans les plus petites artérioles.

Mais

Mais il ne ſuffit point d'avoir établi, que la pulſation artérielle devient inſenſible dans les artérioles, pour en conclurre enſuite comme ſemble le faire Monſieur de HALLER, la non-pulſation des veines. Elles pourroient encore avoir une pulſation dans cette hypothéſe. Il faut pour la non-pulſation des veines, non ſeulement une preſſion latérale indéterminée, comme la ſuppoſe Monſieur de HALLER, mais il la faut ſi grande, qu'étant priſe dans la totalité des artéres, elle ſoit ſenſiblement égale à la force totale du cœur, comme je l'ai établie. Je pourrois pour le démontrer, employer ici le même argument que j'ai fait plus haut pag. 9. contre Mr. de Sauvages, & ſuppoſant la difficulté du paſſage dans les dernieres artérioles moindre qu'elle n'eſt en effet, y faire paſſer le ſang trois fois plus vite pendant la diaſtole des artéres, que pendant leur ſyſtole, & dans cette ſuppoſition quoique la pulſation des artéres devint inſenſible dans les artérioles, il y auroit cependant toujours un pouls veineux.

Enfin Monſieur de HALLER devra encore ajouter l'opération de l'oreillette droite aux conditions précédentes, ſans laquelle les

les veines auroient une pulſation, comme on l'a vû ci-deſſus.

Vous me pardonnerés plus aiſément qu'un autre, mon très cher ami, la longueur de cette Lettre. Qui connoit mieux que vous le prix des vérités phyſiques, & combien il faut de recherches, de réfléxions & d'exactitude pour y parvenir ? C'eſt dans des ſujets auſſi compliqués que l'on peut ſe permettre de grands détails. On doit y craindre toujours de s'expoſer au reproche d'Horace. - - - - - - brevis eſſe laboro

Obſcurus fio.

J'ai l'honneur d'être avec le plus entier dévouement

Vôtre très humble & très obeïſſant Serviteur.

Genéve le 21. Juin 1760.

www.ingramcontent.com/pod-product-compliance
Ingram Content Group UK Ltd.
Pitfield, Milton Keynes, MK11 3LW, UK
UKHW022143260726
13993UKWH00005B/2131